SOCIÉTE ROYALE D'AGRICULTURE

ET DE COMMERCE DE CAEN.

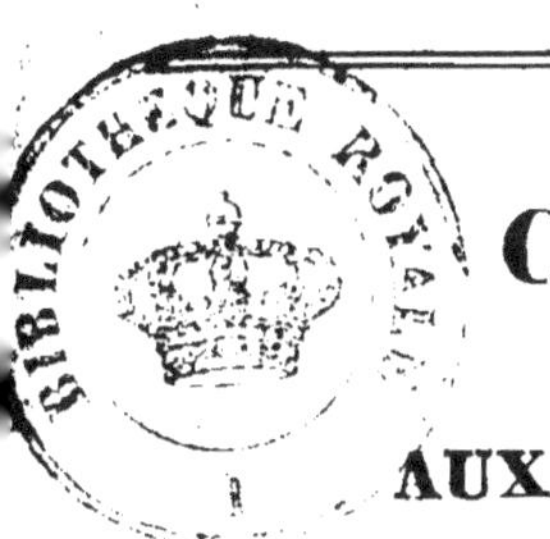

CONSEILS

AUX CULTIVATEURS

Sur l'emploi pernicieux des Fourrages mal récoltés, et sur l'influence des intempéries atmosphériques de la saison actuelle sur la santé des Chevaux ;

Mémoire lu à la Société dans sa séance du 18 Novembre 1836, par M. CAILLIEUX, Médecin-Vétérinaire, membre de la Société, président de la Société vétérinaire des départemens du Calvados et de la Manche, et correspondant des Sociétés royales et centrales d'Agriculture de Paris et de Rouen.

MESSIEURS,

Vous vous rappellerez sans doute que, vers l'époque de la coupe du foin, des pluies et des averses plus ou moins abondantes retar-

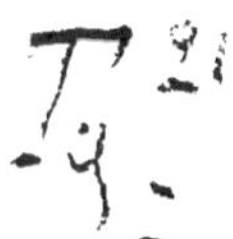

dèrent les travaux de la fanaison, et obligèrent les cultivateurs à rentrer des foins dont la dessication n'était pas complète. Il n'est aucun de vous qui n'ait remarqué ces fourrages qui avaient été mouillés, et dont la couleur noirâtre annonçait l'avarie et la mauvaise qualité. Entassés dans les greniers, ils éprouvèrent une nouvelle fermentation qui les altéra plus ou moins, en développant sur toutes leurs parties une végétation parasite qu'on reconnaît facilement aujourd'hui, par l'odeur désagréable qu'ils répandent, et par l'espèce de fumée qui s'en échappe lorsqu'on délie et secoue les bottes. Il faut ajouter que la pluie, qui ne cesse de tomber depuis les premiers jours de septembre, doit contribuer encore à détériorer les fourrages qui avoisinent les murs et la toiture des habitations. Il est évident qu'un aliment ainsi altéré ne peut être de bonne qualité ; il affaiblit les organes digestifs, et détermine à la longue des maladies plus ou moins graves. C'est surtout chez les fermiers qui nourrissent abondamment avec ces foins avariés et qui ne donnent presque jamais d'avoine à leurs chevaux, que l'on observe ces maladies. Les chevaux qui en sont affectés sont généralement maigres, leur appétit est peu prononcé, ils manquent de force et de courage ; chez eux les conjonctives sont pâles, le pouls est lent et faible, le poil souvent terne et piqué. La maladie paraît alors peu grave ; le fermier la considère comme une légère indisposition.

Lorsque les travaux importans de l'automne arrivent, et qu'il faut préparer la terre à recevoir les plants de colza et les diverses semences des grains, ces mêmes fermiers donnent à leurs chevaux une nourriture plus substantielle ; l'avoine, le son, les bons écoussins de blé, viennent augmenter leur ration en raison des travaux auxquels ils sont soumis. Cette alimentation, plus convenable au tempérament du cheval, suffit quelquefois pour rétablir sa santé ; mais il faut alors savoir modérer son travail, et ne rien lui demander au-dessus de ses forces. Dans le cas contraire, il est bientôt exténué et forcé de rester sur la litière pour y subir un traitement long et coûteux, qui le conduit rarement à une guérison complète.

Depuis environ douze ans que nous habitons la Normandie, nous avons pu nous convaincre de l'exactitude de ces observations ; nous avons plusieurs fois fait comprendre nos idées à des cultivateurs intelligens, qui se sont bien trouvés d'avoir suivi nos conseils ; mais aujourd'hui nous éprouvons des craintes beaucoup plus sérieuses sur l'état sanitaire des chevaux. Depuis quelque tems, nous remarquons des maladies graves, qui attaquent subitement et indistinctement ceux de 2, 3 et 4 ans. Les plus prompts secours ne triomphent pas toujours de ces maladies. Sans pouvoir précisément déterminer la cause de leur apparition, tout nous porte à croire cependant que l'intempérie de la saison, et les variations de l'atmosphère sont les causes déterminantes qui les font naître. Voici comment nous expliquons cela : les jeunes chevaux employés journellement aux travaux de la campagne, éprouvent des fatigues d'autant plus pénibles, que les terres imprégnées d'une grande humidité sont plus difficiles à exploiter et les chemins peu praticables; pour vaincre les difficultés les chevaux font continuellement des efforts qui provoquent des sueurs plus ou moins abondantes; exposés en cet état à recevoir sur le corps les pluies froides qui tombent chaque jour, depuis plusieurs mois, ils ne peuvent éviter les arrêts brusques de la transpiration, qui suspendent à l'instant les fonctions de la peau, et portent une influence fâcheuse sur quelque organe ou viscère essentiel à la vie. Les chevaux forts, robustes et bien portans, sont presque toujours les premiers qui paient le tribut maladif, par le développement d'une inflammation très-aiguë des plèvres ou de la muqueuse bronchique. Chez eux la guérison est facile : les saignées, la diète, les adoucissans et les exutoires produisent les meilleurs résultats. Mais il n'en est point de même des chevaux affaiblis par un mauvais régime, chez lesquels les organes digestifs ont plus ou moins souffert de la consommation les fourrages avariés ; chez ces derniers, les maladies parcourent leurs périodes plus lentement ; les premiers symptômes passent inaperçus, l'affection devient chronique, et trop souvent l'homme de l'art est appelé lorsque le mal est sans remède.

Les épizooties meurtrières qui, à différentes époques, ont ravagé le sol de la France, ont presque toujours eu pour cause les mauvais alimens, les boissons malsaines et les intempéries des saisons ; celle qui régna vers les premiers mois de l'année 1825, sous le nom de *Gastro-Entérite*, et qui n'épargna pas notre province de Normandie, n'eut pas d'autres causes. Lors de son apparition, quelques vétérinaires instruits et zélés s'empressèrent d'étudier la maladie, afin de pouvoir indiquer les moyens les plus prompts et les plus énergiques pour la combattre; mais, avant de fixe leur jugement, il leur fallut visiter un gran nombre de malades, pratiquer plusieurs au topsies; et, pendant ce tems-là, les mortalité continuèrent. Eclairé par l'expérience du pass et convaincu qu'il vaut mieux prévenir un maladie que d'avoir à la combattre, nous avon pensé qu'il serait nécessaire d'appeler l'atten tion des cultivateurs sur un sujet qui ne peu manquer de les intéresser, puisqu'il s'agit d leur faire connaître les moyens de préserve leurs chevaux des maladies qui peuvent e faire périr un grand nombre.

Afin de remplir ce but, nous croyons devoi indiquer d'abord les moyens qu'il convien d'employer pour empêcher les chevaux d tomber malades; nous parlerons ensuite de soins que réclament ceux qui déjà ont ressen les influences de la mauvaise saison et d'un mauvaise nourriture; puis nous indiqueron les premiers secours à donner aux animau gravement malades, en attendant qu'ils soien confiés aux soins d'un vétérinaire.

Traitement préservatif.

Les foins poudreux et avariés devront êtr déliés et secoués fortement avant d'être jeté dans les rateliers : cette opération sera plus utilement faite hors des écuries, afin de soustraire les animaux au contact d'une poussière âcre et irritante, qui affecte toujours désagréablement les organes de la respiration. Le foin secoué de cette manière perd une partie de ses feuilles ; mais cette perte est fort peu de chose et ne doit point empêcher l'opération. Le foin qui répand une odeur très-désagréable doit être rejeté.

Le foin seul ne peut suffire aux chevaux pour leur donner le courage et la force nécessaires de résister aux travaux pénibles auxquels ils sont employés dans cette saison, consacrée au labourage et à l'ensemencement des terres ; il faut leur donner de l'avoine plusieurs fois par jour, et surtout lorsqu'ils reviennent du travail. Un ou deux repas de bon son, mêlé, s'il est possible, avec de la farine d'orge, conviennent beaucoup aux chevaux qui consomment journellement de mauvais foins ; en jetant de l'eau salée sur ces foins, on les rend moins malfaisans.

La boisson doit toujours être choisie parmi la meilleure eau de la ferme : celle des puits ne doit être présentée aux chevaux qu'après avoir été tirée quelques heures à l'avance, et exposée au contact de l'air. On peut encore diminuer sa crudité, en y mettant un peu de son avant de la donner à l'animal.

Lorsque les chevaux reçoivent la pluie sur le corps pendant le travail journalier, il faut les tenir presque toujours en mouvement, afin d'éviter les arrêts de transpiration toujours pernicieux; lorsqu'ils rentrent mouillés à l'écurie et qu'ils viennent d'être passés à l'eau, il faut les bouchonner soigneusement jusqu'à ce que la peau soit sèche; on les couvre ensuite, en ayant soin de mettre sous la couverture un peu de paille bien sèche. C'est alors qu'il convient de leur donner de l'avoine.

Traitement curatif.

Les jeunes chevaux qui éprouvent du dégoût, qui annoncent peu de courage, et chez lesquels on remarque tous les symptômes d'une faiblesse apparente, réclament de prompts secours, si l'on veut prévenir une maladie plus grave. Il faut les mettre au repos, choisir les meilleurs alimens, et ne les leur donner qu'en petite quantité à la fois. On fera bien de jeter de tems en tems une poignée de sel dans leur avoine, et de leur faire manger des carottes coupées et mêlées avec un peu de son sec. Il est indispensable de leur faire prendre des poudres toniques, incorporées dans du miel, telles que la gentiane, l'absinthe, l'aunée, les oxides de fer et d'antimoine, etc ; quelquefois même le quinquina est nécessaire aux tempéramens les plus faibles. Nous ne conseillons ni les saignées ni les sétons ; ces moyens ne conviennent tout au plus que lorsque les chevaux reprennent de la force et de l'embonpoint, et que la coloration des conjonctives, la chaleur de la bouche, et la plénitude du pouls annoncent un état pléthorique. Quelques lavemens adoucissans sont utiles dans tous les cas, pour tenir le corps libre et faciliter les déjections.

Lorsqu'on s'aperçoit que les chevaux ont repris de la force, et qu'ils ont bon appétit, on peut les employer à des travaux légers, sans discontinuer pour cela le régime et le traitement prescrits, qui doivent se prolonger jusqu'à leur rétablissement complet.

L'état maladif que nous venons d'indiquer, et dont les symptômes ne paraissent point alarmans, peut rester ainsi quelque tems stationnaire ; mais, lorsqu'on n'y porte aucun remède, la maladie fait des progrès, et une affection plus grave se déclare tout-à-coup ; il est présumable alors qu'une inflammation très-intense s'est fixée sur quelque organe important, et que la vie de l'animal est en danger. Il faut à l'instant faire une copieuse saignée à la veine du col, isoler le malade, et envoyer sur-le-champ prévenir le vétérinaire. Le moindre retard en pareil cas est toujours préjudiciable, car il est important pour le médecin d'étudier la maladie à son début.

Nous ne saurions trop recommander aux cultivateurs de ne jamais accorder leur confiance aux soi-disant *sorciers* ou guérisseurs, qui abusent trop souvent de leur crédulité par leur charlatanisme, et leur font perdre un tems précieux qu'on emploierait beaucoup plus utilement à la guérison de leurs chevaux.

Après la cessation des travaux agricoles, c'est-à-dire, vers la fin de décembre, les chevaux destinés à être vendus sont mis au repos pour être engraissés. Vous savez, Messieurs, que le fermier ne néglige rien pour leur procurer un embonpoint excessif; mais nous pensons qu'il serait imprudent de leur donner d'abord une nourriture trop abondante, car les maladies inflammatoires sont encore à redouter. Il faut agir avec prudence, ne donner les alimens qu'en petite quantité, les distribuer plus souvent, et procurer surtout aux chevaux un léger exercice journalier qui leur sera très-salutaire.

Telles sont, Messieurs, les courtes observations que j'ai cru devoir vous communiquer; j'ose espérer que la Société d'Agriculture, qui s'occupe constamment de la prospérité et du bien-être des cultivateurs de nos campagnes, aura bien voulu les écouter avec indulgence, et qu'elle ne verra dans mes intentions que le désir de me rendre utile.

La Société, reconnaissant l'utilité des observations contenues dans le Mémoire de M. Caillieux, arrête qu'il sera imprimé, et que des exemplaires en seront distribués parmi les Cultivateurs du département.

Pour extrait conforme au procès-verbal de la Séance du 18 Novembre 1836,

P. A. LAIR.

PUBLICATIONS *faites par la Société royale d'Agricu ture et de Commerce de Caen* (1836).

1°. Exposé historique des travaux de la Société, depu son rétablissement en 1801 jusqu'en 1826, par M P. A. Lair, secrétaire; brochure in-8°.

2°. Mémoires de la Société; 3 volumes in-8°., 182 et 1830.

3°. Catalogue de la Bibliothèque de la Société, ao 1829; br. in-8°. de 100 pages.

4°. Notices historiques lues à la Société, 1830.

5°. Rapport sur la 1re. exposition publique des produi des Arts du département du Calvados, 1803.

6°. Rapport sur la 2e. exposition des produits des Ar du Calvados, 1806.

7°. Discours prononcé à la séance publique pour la dis tribution des médailles, le 6 mai 1806.

8°. Notice sur la 3e. exposition publique des produit des Arts, qui a eu lieu en mai 1811, pendant le sé jour de l'empereur Napoléon à Caen.

9°. Description de la fête décennale célébrée par la So ciété, le 1er. août 1811.

10°. Annuaire de la Société, pour 1812.

11°. Rapport sur la 4e. exposition des produits des Art du Calvados, 1819.

12°. Séance publique du 6 mai 1819, pour la distributio des médailles.

13°. Catalogue des produits des Arts du Calvados, 5e exposition, 1834.

14°. Rapport sur la 5e. exposition des produits des Art du Calvados, 1834.

15°. Mémoires de la Société, vol. in-8°., tome 4, 1836.

16°. 1er. Supplément au Catalogue de la Bibliothèque de la Société, août 1836.

17°. Extrait des séances de la Société, depuis 1831 jusqu'en 1836.

18°. Recueil des Programmes des différens prix pro- posés par la Société, depuis 1802 jusqu'en 1836.

CAEN, IMPRIMERIE DE F. POISSON.

www.ingramcontent.com/pod-product-compliance
Lightning Source LLC
LaVergne TN
LVHW050517160826
845677LV00003B/1188

* 9 7 8 2 3 2 9 6 2 2 9 9 6 *